Entspannt und fit am Arbeitsplatz

ShenDo Shiatsu und Akupressur für Nacken und Schultern

von Sakina K. Sievers und Nirgun W. Loh

Illustrationen von Aruna Palitzsch-Schulz

ShenDo Verlag

Wichtiger Hinweis

Die in diesem Büchlein vorgestellten Übungen sollten nicht angewendet werden bei allen akuten, ungeklärten Beschwerden.

Bei schwerwiegenden Erkrankungen, Bandscheibenvorfällen und ungeklärten Schmerzzuständen sollte auf jeden Fall ein Arzt oder Heilpraktiker zu Rate gezogen werden.

2., überarbeitete Auflage 2021

Wolfgang Loh
Dorfstraße 24 A
23948 Stellshagen

Internet: www.shendo-verlag.de

Illustrationen: Aruna Palitzsch-Schulz
Lektorat: Dhirendra M. Thomae
Layout: Carola Klinke

Printed in Germany
ISBN 978-3-9811184-8-3

Entspannt und fit am Arbeitsplatz

Noch vor 100 Jahren haben die meisten Menschen mit den Händen gearbeitet. In der heutigen Zeit jedoch arbeiten sie überwiegend mit dem Kopf, der damit oft überfordert ist. Die hektische Betriebsamkeit führt zu nachlassender Konzentration, Erschöpfung, müden Augen und vor allem zu einer angespannten Muskulatur im Nacken- und Schulterbereich.

ShenDo Shiatsu und Akupressur geben dem Kopf eine kleine Ruhepause und dem Körper eine wohltuende Erholung. Die hier beschriebene Behandlung eignet sich für alle Menschen, die geistig überanstrengt sind oder zu lange auf einen flimmernden Bildschirm geschaut haben. Sie entspannt Nacken und Schultern, sie belebt und erfrischt und steigert das allgemeine Wohlbefinden.

Aus dieser Behandlungsabfolge können auch einzelne Teile ausgewählt werden, die für sich alleine angewendet schon entlastend und angenehm wirken.

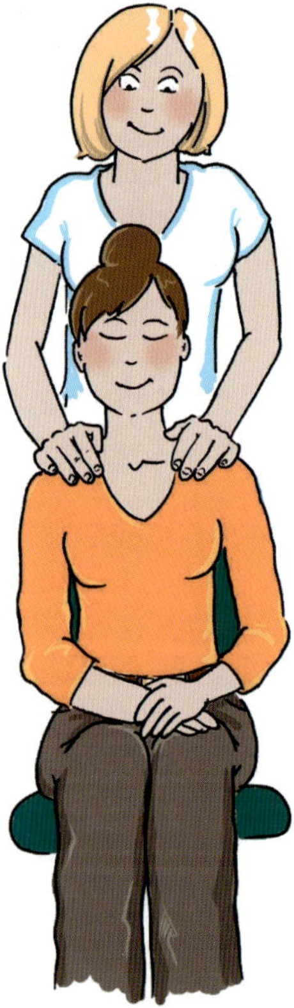

Sich sammeln und ankommen

Deine Partnerin/dein Partner sitzt bequem auf einem Stuhl, du stehst aufrecht dahinter. Ihr/sein Rücken und Kopf sind gegen deinen Bauch oder Brustkorb gelehnt, die Füße stehen flach auf dem Boden, die Augen sind geschlossen. Die obersten Knöpfe von Hemd oder Bluse sollten geöffnet sein, damit du Nacken und Schultern ausstreichen kannst. Uhren und Schmuck sind am besten vor der Anwendung abzulegen.

Reibe deine Handinnenflächen aneinander, bis sie warm sind, lege sie auf ihre/seine Schultern und nimm dir Zeit, dich auf deine Partnerin/deinen Partner einzustimmen. Streiche mit den Handballen langsam über die Schultern, den oberen Rücken und über die Arme.

Als Behandler/in achte darauf, dass es dir selbst dabei gut geht, dass du bequem und aufrecht stehst und genügend Platz um dich herum hast.

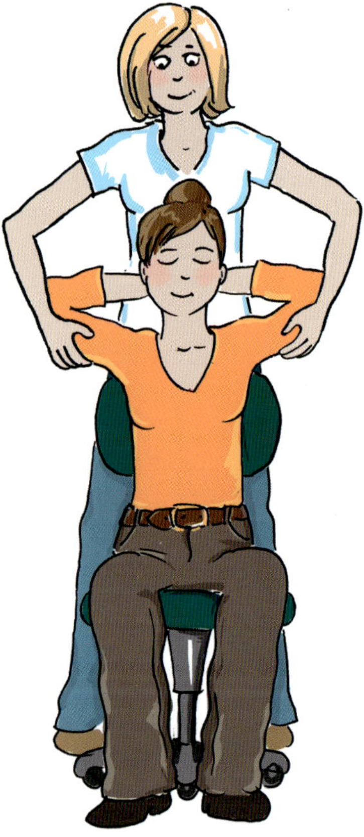

Den Atem öffnen

Bitte deine Partnerin oder deinen Partner, die Hände hinter dem Kopf zu verschränken. Nach der Einladung, einen tiefen Atemzug zu nehmen, dehne ihre/seine Arme an den Ellenbogen mit dem Einatmen nach hinten und öffne so den Brustbereich. Mit dem Ausatmen führe die Ellenbogen wieder nach vorne.

• **Wirkung**

Das schafft mehr Raum und Entspannung im Brustbereich und vertieft die Atmung.

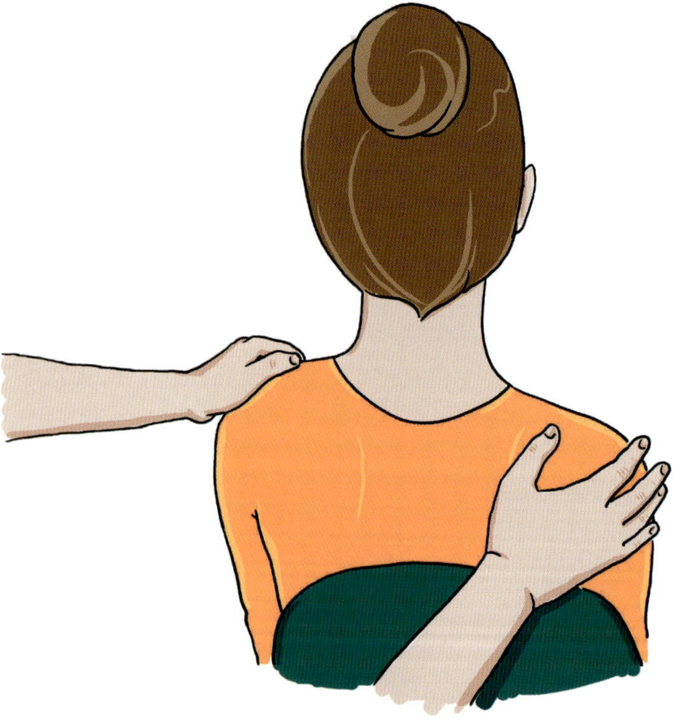

Den Rücken dehnen

Dehne den Rücken, indem du eine Schulter zu dir nach hinten ziehst und, während du mit der anderen Hand den Rücken entlang nach unten wanderst, ihn dabei jedes Mal mit sanftem Druck nach vorne schiebst.

Wiederhole dies auf der anderen Seite.

- **Wirkung**

Wenn der Rücken über längere Zeit zu starr und unbeweglich in einer Position verharrte und sich wie eingerostet anfühlt, wirkt diese Dehnung sehr entspannend und lösend.

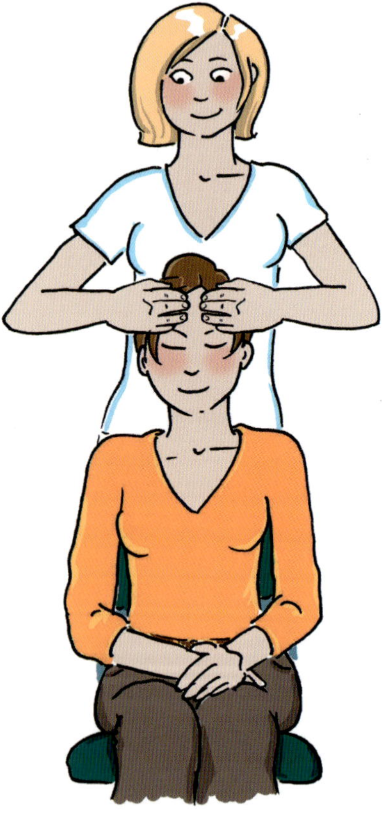

Die Sorgen ausstreichen

Lege die Fingerspitzen von Zeige-, Mittel- und Ringfinger rechts und links neben der Stirnmitte oberhalb der Augenbrauen ab. Streiche die Stirn langsam und mit etwas Fingerdruck von der Mitte hin zu den Schläfen – hier mit weniger Druck – aus. Streiche weiter, hinter den Ohren entlang, bis zum Warzenfortsatz, einem deutlich tastbaren Knochenvorsprung hinter den Ohrläppchen, von hier über die Seiten des Halses abwärts zu den Schultern, und dann mit den Händen über den Schulterkamm und schließlich die Arme hinunter.

Wiederhole dies noch ein- oder zweimal.

Streiche anschließend die Augenbrauen von innen nach außen bis zu den Schläfen hin aus.

- **Wirkung**

zieht die Spannungen aus der Stirn und leitet sie über den Hals und die Schultern zu den Armen ab

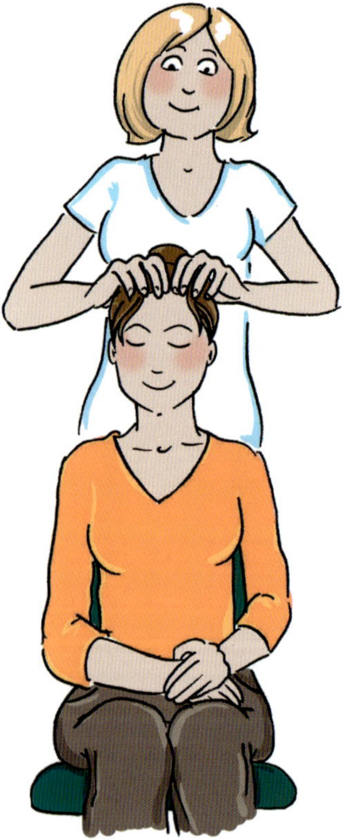

Vom Kopf zum Körper

Streiche von den Augenbrauen ausgehend mit den Fingern senkrecht nach oben über die Stirn, den Schädel und Hinterkopf bis zum Nacken und dann den Rücken abwärts.

• **Wirkung**

Das Ausstreichen unterstützt den Energiefluss des Gallenblasen- und Blasenmeridians von der Stirn und dem vorderen Kopfbereich, wo sich die Gedanken ballen und es häufig zu Stauungen kommt, über das Schädeldach nach hinten und abwärts zum Rücken.

Meridiane sind Energiebahnen, die bestimmte Körperregionen und Organe mit Vitalität versorgen.

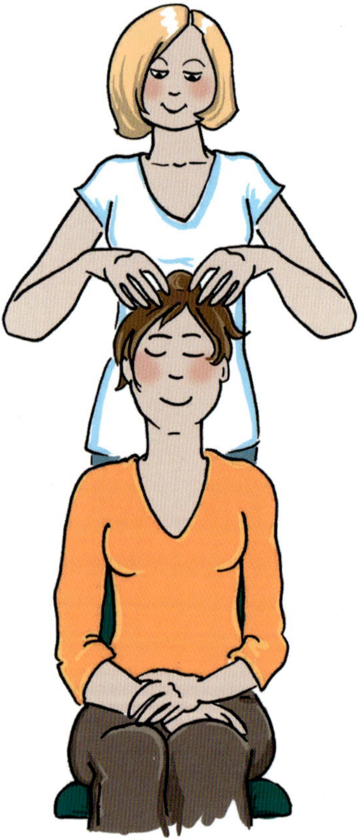

Die Kopfhaut »shampoonieren«

Massiere die Kopfhaut mit den Fingerspitzen mit kleinen, kreisenden Bewegungen, so wie ein Frisör es macht, wenn er die Haare wäscht.

Massiere auch die Bereiche um die Ohren herum, die von Frisören auch als »Trinkgeldzonen« bezeichnet werden. Weil eine Berührung hier so angenehm ist, gibt der Kunde gerne ein gutes Trinkgeld.

- **Wirkung**

Die feine Muskulatur, die den Schädel umhüllt und häufig verspannt ist, wird auf diese Weise wohltuend gelöst.

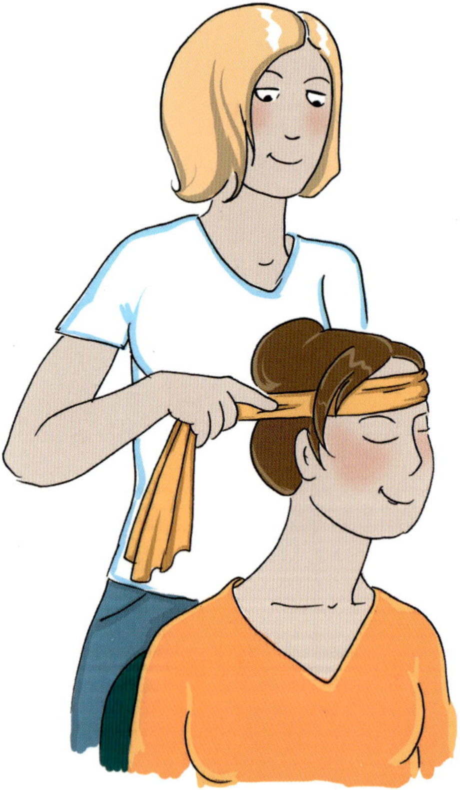

Den Hinterkopf entspannen, die Ohren massieren

Lege ein gefaltetes Tuch über die Stirn und straffe es am Hinterkopf. Gib am Hinterkopf Shiatsu mit den Daumen entlang mehrerer von oben nach unten verlaufender Linien.

• **Wirkung**

Auch hier unterstützen wir den Verlauf des Gallenblasen- und des Blasenmeridians abwärts und damit den ableitenden Fluss der Energie vom Kopf in Richtung Körper.

Nimm die Ohrmuscheln zwischen Daumen und Zeigefinger und massiere sie Stück für Stück, jeden einzelnen Punkt mit kreisenden Bewegungen. Ziehe dabei die Ohrmuscheln immer wieder sanft nach außen und nach unten.

• **Wirkung**

Die Ohren weisen, wie die Hände und die Füße, Reflexzonen auf, die mit allen anderen Körperteilen in Verbindung stehen. Bei einer Ohrmassage wird über diese Reflexzonen der ganze Körper belebt und erfrischt.

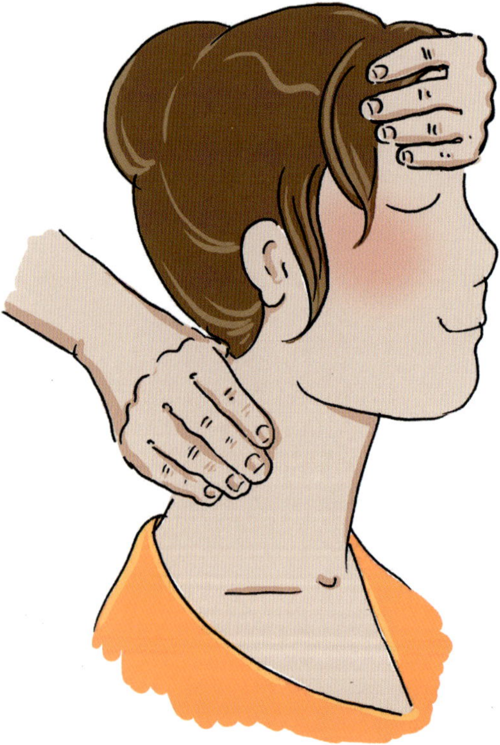

»Der Katze in den Nacken greifen«

Greife mit Daumen und Fingerspitzen in den Nacken, als würdest du eine Katze am Nacken packen. Lasse die Nackenmuskeln durch deine Finger gleiten und massiere sie mit kleinen, kreisenden Bewegungen. Die andere Hand stützt die Stirn.

Wiederhole dies mehrmals und wandere den Nacken auf und ab.

- **Wirkung**

entspannt den Nacken

Der Hals ist der Hauptkanal, durch den das Gehirn wie über eine Telefonzentrale mit dem Körper kommuniziert. Hier wird auch zwischen Gefühlen und Gedanken vermittelt. Die Hälfte der Hauptmeridiane verläuft durch den Nacken. Spannungen in diesem Bereich können sich wie eine Schlinge um den Hals anfühlen.

Der Nacken ist eine Art allgemeines Stressbarometer, welches das Ausmaß von An- und Entspannung aufzeigt.

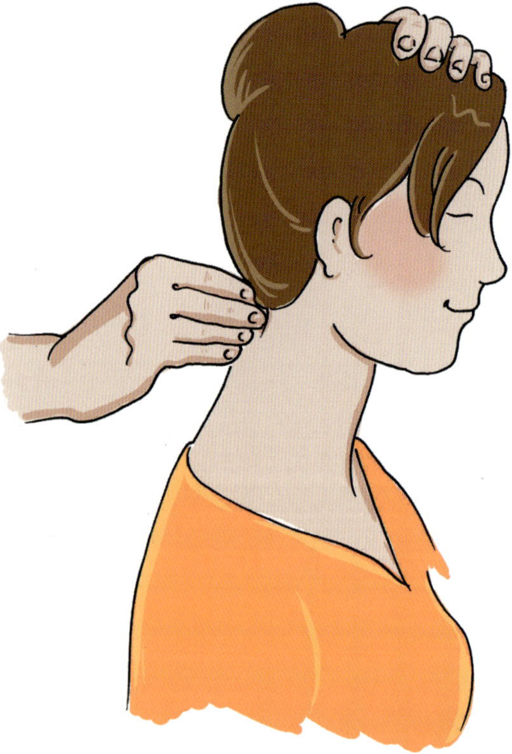

Die »Fenster zum Himmel« öffnen

Massiere mit den Fingerspitzen neben der Wirbelsäule außerhalb des deutlich tastbaren, breiten Muskelstranges die Punkte am Hinterhauptrand (Schädelbasis) und im Nacken mit kreisenden Bewegungen.

Behandle zunächst die eine, dann die andere Seite, während die andere Hand den Kopf stützt.

• **Wirkung**

Hier im Nacken liegen Punkte, mit denen die »Himmelsfenster« geöffnet werden können. Das sind unter anderem die Akupressurpunkte Gallenblase 12 (seitlich unter dem Warzenfortsatz am Ende der Schädelbasis) und Gallenblase 20 (Beschreibung siehe nächste Seite). Das Halten dieser Punkte wirkt wie das Öffnen eines Fensters, durch das nun wieder frische, klare Luft und Licht hereinströmen können. Die Verbindung zwischen Kopf und Körper – zwischen Denken und Fühlen – wird so unterstützt.

Die Himmelsfensterpunkte fördern eine bewusste Wahrnehmung.

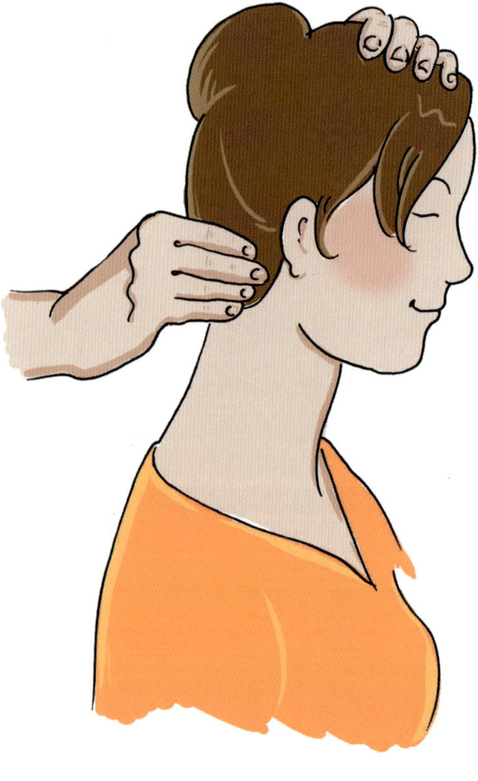

»Teich des Windes« Akupressurpunkt Gallenblase 20

Halte die Akupressurpunkte Gallenblase 20 im Nacken mit dem Daumen auf der einen Seite und Zeige- und Mittelfinger auf der anderen Seite, während die andere Hand den Kopf stützt. Drücke die Punkte schräg nach vorn in Richtung Stirn.

Gallenblase 20 liegt am unteren Schädelrand in einer Vertiefung zwischen den Ansätzen der beiden Nackenmuskeln (Trapez- und Kopfwendermuskel).

• **Wirkung**

klärt den Geist; befreit von belastenden Gedanken; fördert den Energiefluss und die Durchblutung des Gehirns; lässt tief entspannen; befreit den Nacken; besänftigt und harmonisiert die Emotionen; wirkt stimmungsaufhellend; fördert das Fühlen

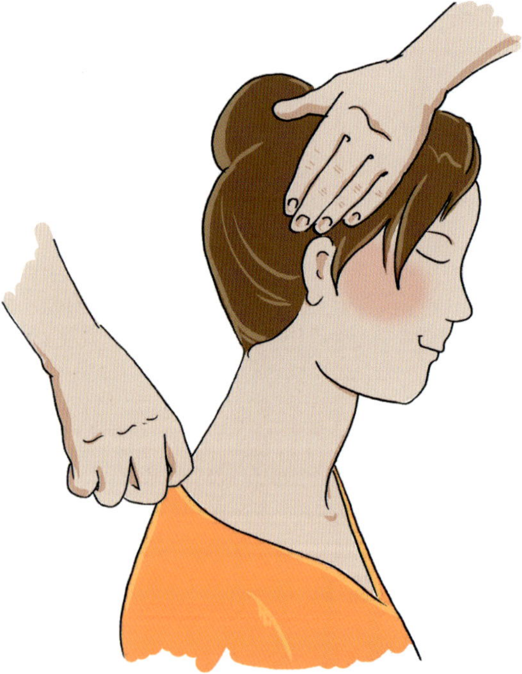

»Großer Wirbel«
Akupressurpunkt Lenkergefäß 14

Beim Übergang vom Nacken zum Rücken ragt ein Wirbel mehr als die anderen hervor (»Prominenz«). Bei starken Verspannungen um diesen 7. Halswirbel herum massiere die Muskulatur mit Daumen und Zeigefingerknöchel, als würdest du eine Zitrone auspressen. Reibe mit den Fingerspitzen um den Wirbel herum. Halte anschließend den Akupressurpunkt Lenkergefäß 14. Die andere Hand hält den Kopf an deine Brust gelehnt. Alternativ kann diese Hand unterstützend vorne auf dem Brustbein liegen.

Lenkergefäß 14 liegt unterhalb des Dornfortsatzes des 7. Halswirbels, der deutlich hervorragt.

- **Wirkung**

gibt Kraft und Energie; stärkt das Immunsystem; unterstützt den Energiefluss zwischen Kopf und Körper

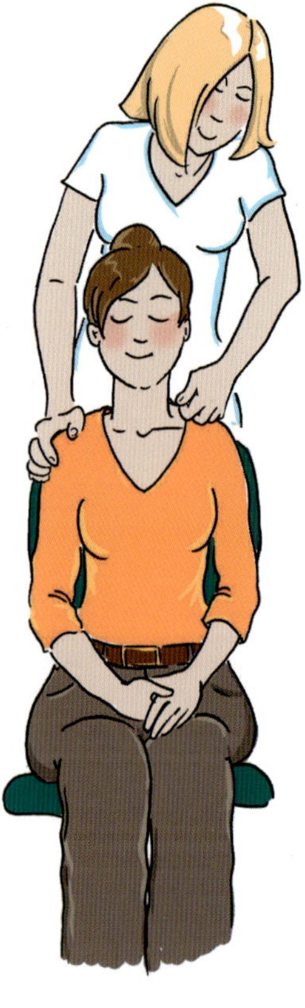

Die Schultern ausstreichen

Streiche mit den Fingerknöcheln die Schultern aus.

Drücke mit dem Daumen zuerst auf einer Seite, dann auf der anderen Seite Punkt für Punkt über den Schulterkamm nach außen.

• **Wirkung**

entspannt die Schultern

Spannungen im Schulterbereich können durch die Last einer zu großen Verantwortung entstehen, wenn wir unsere Probleme »schultern« und sie zu einer schweren Bürde werden. Wenn wir uns zu viel aufladen, fühlen wir uns müde und gestresst.

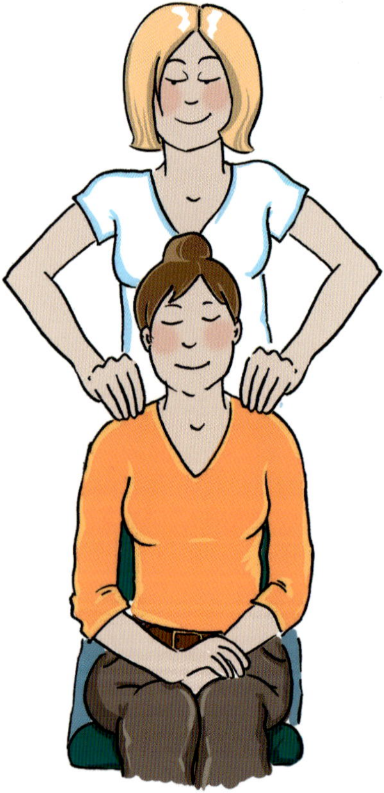

Muskelkneten, »Spatzenpicken«

Manchmal fühlt sich eine steife Schultermuskulatur wie ein festgezogener Strang an. Wenn die Schultern sehr verspannt sind, kannst du sie mit dem festen Druck deiner Daumen massieren oder den Schulterkamm mit Fingerspitzen und Daumen von innen nach außen schnell und kurz »picken« wie ein Spatz.

Als Alternative kannst du mit beiden Händen die Schultermuskeln greifen und sie kräftig schütteln.

• **Wirkung**

entspannt die Schultern

Manchmal vermitteln Schultern die Botschaft, dieser Mensch würde die ganze Last der Welt auf sich nehmen. Er scheint mehr Verantwortung zu »schultern«, als er verkraften kann.

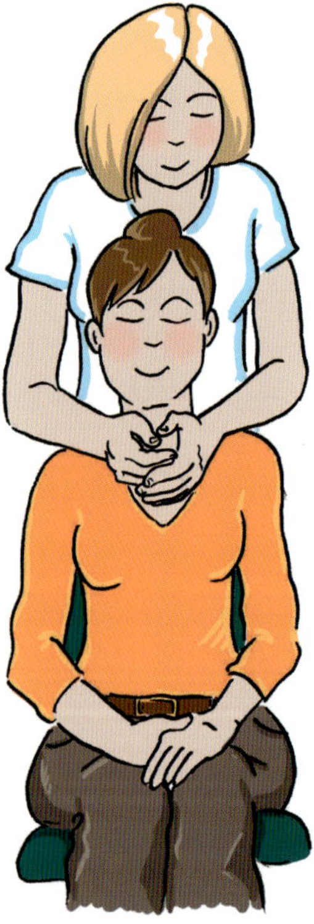

»Schulterbrunnen« Akupressurpunkt Gallenblase 21

Halte die Akupressurpunkte Gallenblase 21 auf beiden Seiten mit den Daumen oder lehne dich mit den Unterarmen auf diesen Bereich.

Gallenblase 21 liegt oben auf der Schulter, auf dem höchsten Punkt des Schultermuskels, zwei Fingerbreit neben dem Nackenansatz.

- **Wirkung**

lockert die Schultermuskulatur; entspannt den Nacken; befreit von Belastendem; leitet die Energie vom Kopf und von den Schultern nach unten ab; verbessert die Verbindung zwischen Kopf und Körper; klärt die Gedanken; wirkt allgemein entspannend; befreit festgehaltene Emotionen

Nicht während der Schwangerschaft anwenden!

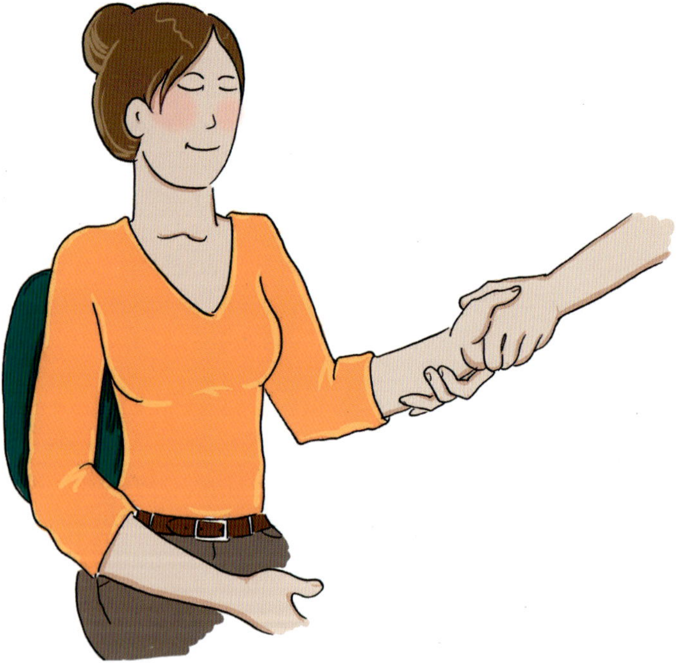

Die Schultern bewegen, die Arme beleben

Halte die Oberarme in deinen Händen und lockere die Schultern durch kreisende Bewegungen. Bringe sie dann mit dem Einatmen nach oben und lasse sie mit dem Ausatmen nach unten fallen.

Stelle dich neben deine Partnerin/deinen Partner und rotiere und schaukle den Arm. Setze dich neben sie/ihn und greife mit einem festen Griff den Arm an verschiedenen Positionen. Wandere dabei vom Oberarm abwärts bis zur Hand.

- **Wirkung**

Die Arme stehen mit dem Herzen in Verbindung. Wir nehmen jemanden in unsere Arme, um ihn herzlich zu drücken. Die Meridiane des Herzens und seines Beschützers (Perikard) verlaufen in den Armen.

Eine Massage der Arme und Hände regt Herz und Kreislauf an und spendet Energie und Wärme.

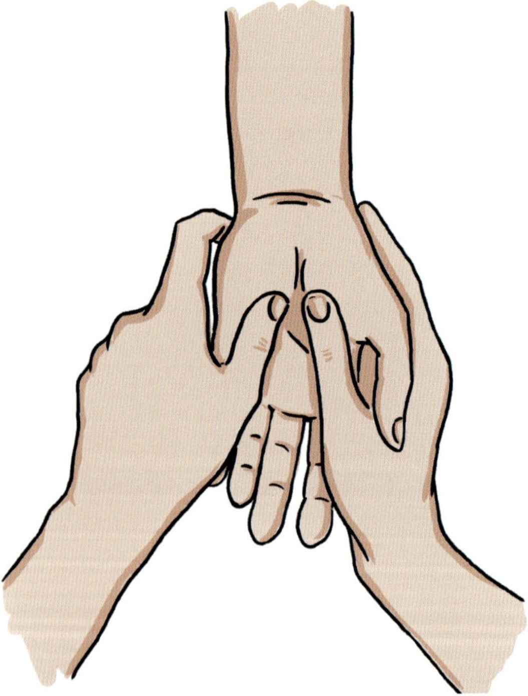

Die Hände massieren

Während du noch auf der gleichen Seite sitzt, nimm die Hand deiner Partnerin/deines Partners und lege sie nach oben geöffnet auf deinen Oberschenkel. Knete und drücke die Handinnenfläche mit beiden Daumen. Massiere anschließend jeden Finger einzeln und lasse ihn kreisen.

Wiederhole die Arm- und die Handbehandlung auf der anderen Seite.

- **Wirkung**

Die Hände, das erste Werkzeug, mit dem wir die Welt »begreifen«, stehen in einem engen Bezug zu unserer geistigen Beweglichkeit. Eine Handmassage hält geistig fit.

Die Hände haben, wie die Füße und die Ohren, Reflexzonen. Eine Reflexzonenmassage wirkt sehr entspannend auf den Kopf und das Gehirn, weil die entspannenden Impulse von den stimulierten Zonen über die Nervenbahnen das Gehirn erreichen. Von hier aus werden sie zu den entsprechenden Körperregionen und Organen weitergeleitet.

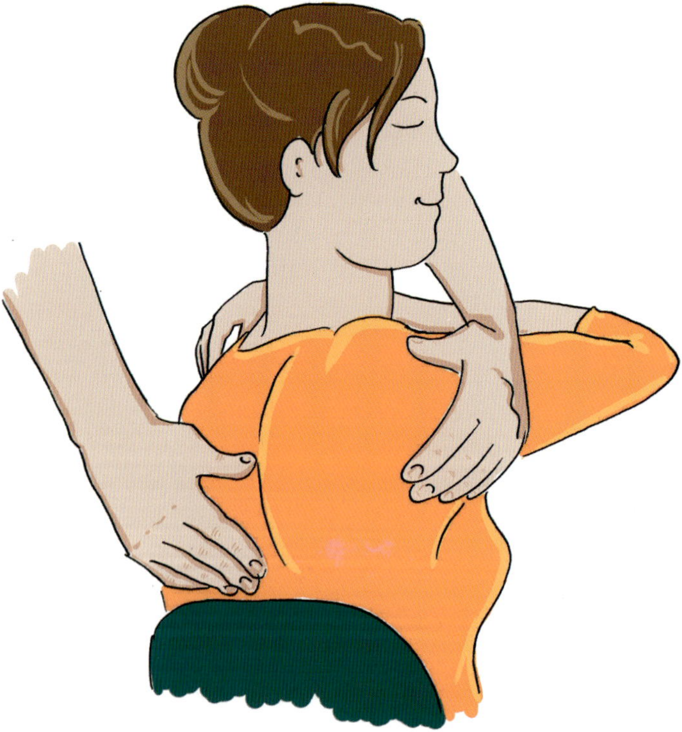

»Die Flügel putzen«

Lege eine Hand deiner Partnerin oder deines Partners auf der gegenüberliegenden Schulter ab, umfasse Oberarm und Schulter und gehe mit Daumendruck die Schulterblattinnenkante entlang, um die »Flügel zu putzen«.

- **Wirkung**

In der Mitte der Schulterblattinnenkante liegt die »Zone des gebrochenen Herzens«. Hier ist oft eine schmerzhafte Muskelanspannung zu finden, vor allem wenn wir unser Herz vor seelischen Verletzungen schützen wollen.

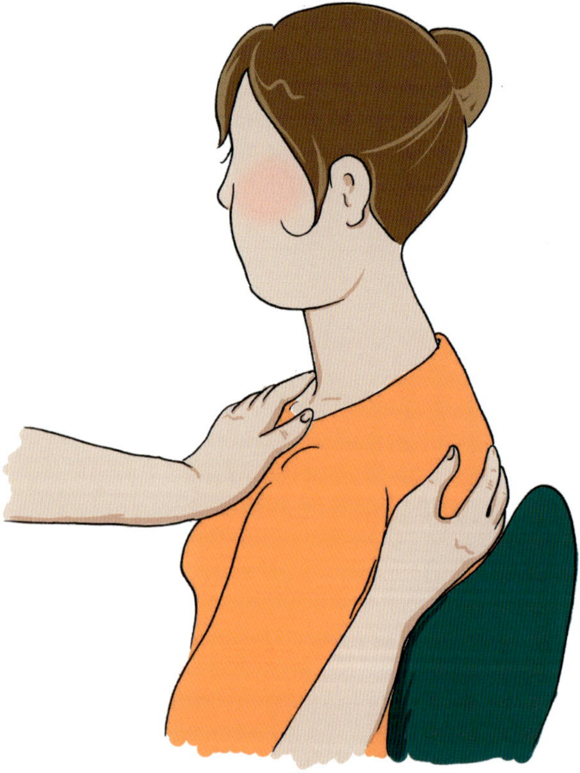

Das Schulterblatt massieren

Stelle dich seitlich neben deine Partnerin oder deinen Partner und massiere die Schulter und das Schulterblatt mit großen kreisenden Bewegungen, während die andere Hand den Schulterbereich von vorne stützt.

Im Zentrum des Schulterblattdreiecks befindet sich der Akupressurpunkt Dünndarm 11 (siehe Seite 41).

• **Wirkung**

Wenn wir die Spannung in den Schulterblättern lösen, geben wir dem Herzen seine Flügel zurück.

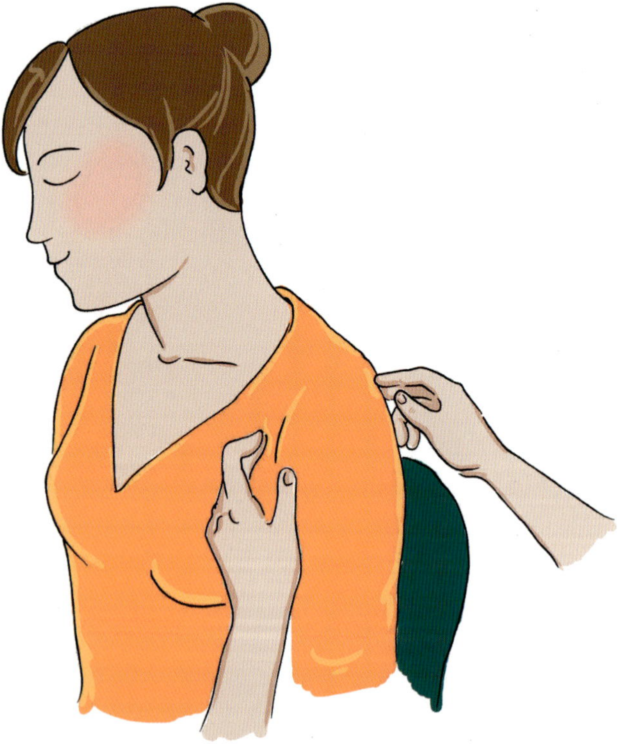

»Palast der Mitte« - Lunge 1
»Himmlische Ahnen« - Dünndarm 11

Halte die gegenüberliegenden Punkte Lunge 1 und Dünndarm 11.

Lunge 1 liegt etwa einen Daumenbreit unter dem äußeren Ende des Schlüsselbeins in einer Vertiefung.

- **Wirkung**

stärkt die Lunge; befreit die Atemwege; gibt Kraft, Lebensmut und Zuversicht

Dünndarm 11 liegt im Zentrum des Schulterblattdreiecks.

- **Wirkung**

entspannt die Schultern; erleichtert die Atmung; öffnet die Brust, macht alte Wunden des Herzens bewusst und kann so einen Heilungsprozess einleiten

Wiederhole das Putzen der Flügel, das Massieren des Schulterblatts und das Halten der beiden Punkte auf der anderen Seite.

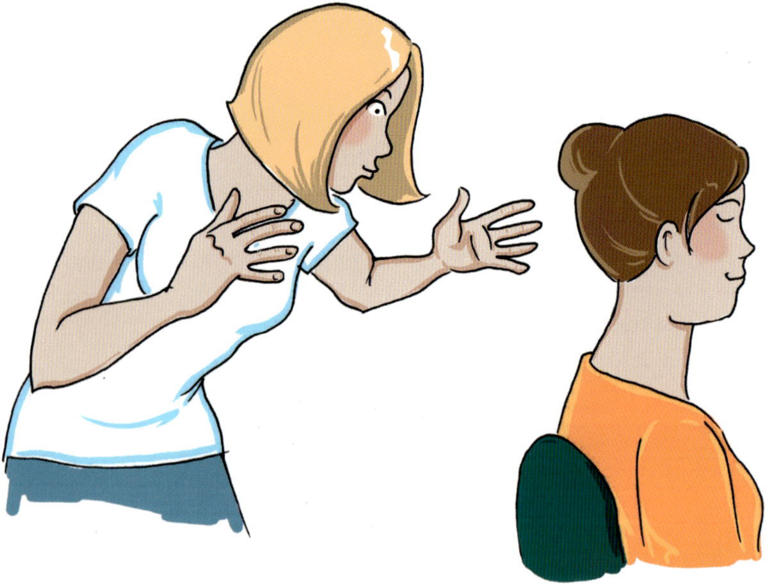

»Eis auf Heiß« für schwüle Tage und einen heißen Kopf

Mit einer Vorwarnung, dass es jetzt kühl wird, nimm einen Eiswürfel, streiche damit schnell die Nacken- und Schulterregion aus und benetze die Haut überall leicht. Verteile einen Tropfen (!) Pfefferminzöl auf deinen Fingerspitzen und reibe die befeuchtete Region damit ein. Nun fächere mit beiden Händen Luft heran und puste kräftig, so dass es sich anfühlt wie ein erfrischendes Lüftchen. Anschließend bedecke den Bereich mit einem Handtuch und lege deine Hände darüber, bis sich hier eine wohltuende Wärme ausbreitet.

- **Wirkung**

Dieser erfrischende »Schauer« im Nackenbereich sorgt für gute Durchblutung, eine tiefe Atmung und bringt die Energie wieder ins Fließen. Pfefferminzöl hat eine erfrischende, belebende Wirkung und fördert die Konzentration.

Nicht anwenden bei Kälteempfindlichkeit und Entzündungen im Kopfbereich.

Nirgun W. Loh und Sakina K. Sievers

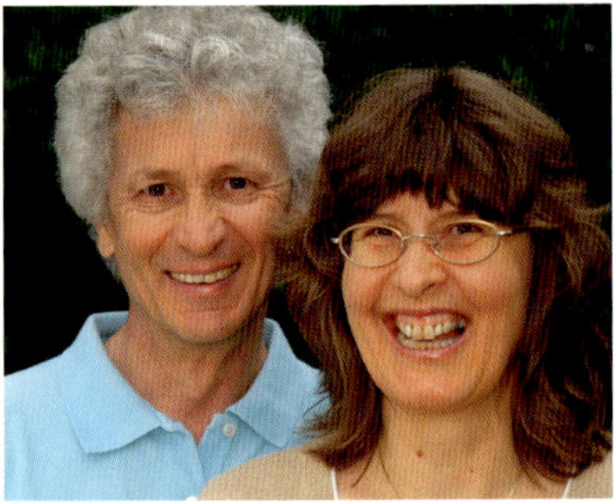

Die Bücher und Schaubilder der Autoren zu den Themen der taoistischen Fünf Elemente, zu Shiatsu, Akupressur und Do-In werden als Standardwerke in vielen körpertherapeutischen Fachausbildungen empfohlen. Leicht verständlich und anschaulich geschrieben, erfreuen sich ihre Bücher darüber hinaus immer größerer Beliebtheit bei interessierten Laien.

Gemeinsam leiten Sakina und Nirgun das ShenDo Institut und unterrichten Shiatsu und Akupressur. In ihrem wunderschönen Seminarhaus in Stellshagen nahe der Ostsee bieten sie Kurse für Gesundheit und Lebensfreude sowie Meditationsretreats an.

Nirgun W. Loh arbeitet seit vielen Jahren als Heilpraktiker im TAO Gesundheitszentrum im Gutshaus Stellshagen mit Schwerpunkt Shiatsu und Chinesische Medizin.

ShenDo Shiatsu Ausbildungen bundesweit

im Norden und Osten	www.shendo-shiatsu-institut.de
im Westen	www.shendo-shiatsu-west.de
im Süden	www.shendo-shiatsu-schule.de

Seminare für Gesundheit, Lebensfreude und Meditation

www.shendo-ostsee.de

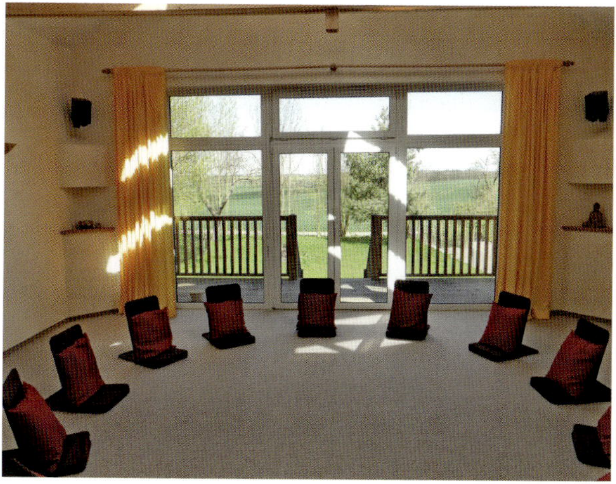

ShenDo Verlag

www.shendo-verlag.de

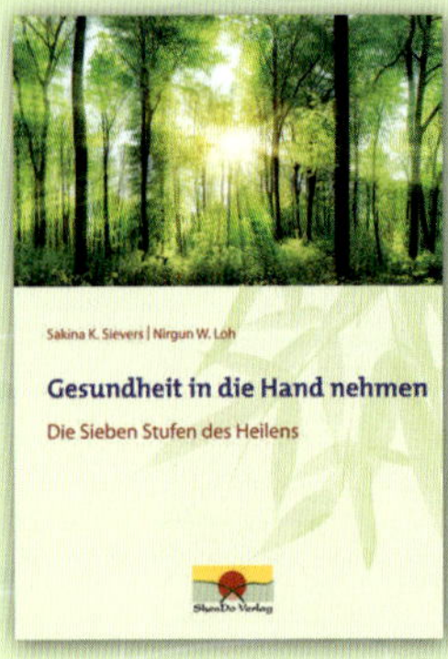

Sakina K. Sievers | Nirgun W. Loh

Gesundheit in die Hand nehmen
Die Sieben Stufen des Heilens

88 Seiten, Softcover, 17 x 24 cm
vierfarbig, 31 Fotos

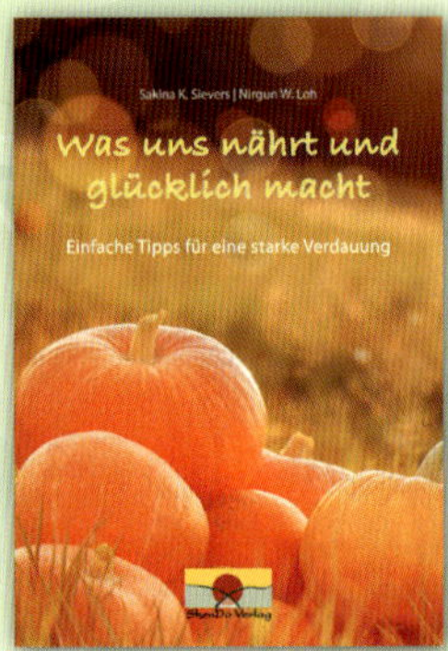

Sakina K. Sievers | Nirgun W. Loh

Was uns nährt und glücklich macht
Einfache Tipps für eine starke Verdauung

60 Seiten, broschiert, 14,8 x 21 cm
25 Fotos, 2 Schaubilder

ShenDo Verlag

ShenDo Verlag

www.shendo-verlag.de

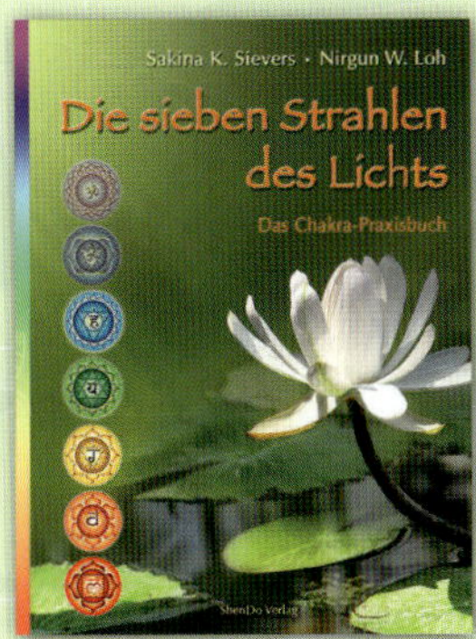

Sakina K. Sievers | Nirgun W. Loh

Die sieben Strahlen des Lichts
Das Chakra-Praxisbuch

160 Seiten, Hardcover, 21 x 27 cm
vierfarbig, 232 Fotos und Illustrationen

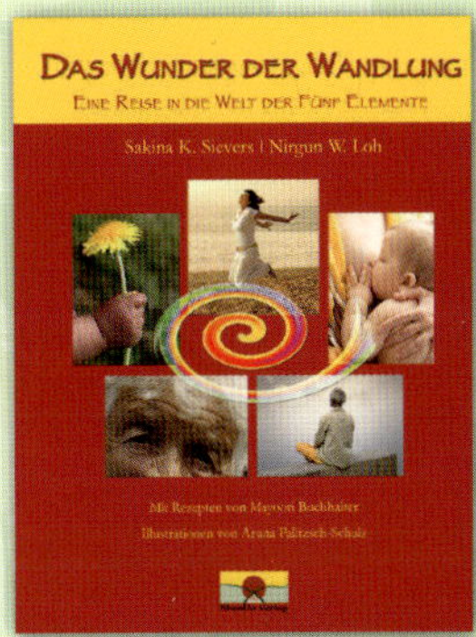

Sakina K. Sievers | Nirgun W. Loh

Das Wunder der Wandlung
Eine Reise in die Welt der Fünf Elemente

144 Seiten, Hardcover, 21 x 27 cm
vierfarbig, 235 Fotos und Illustrationen
5. überarbeitete Auflage

ShenDo Verlag

www.shendo-verlag.de

ShenDo Verlag

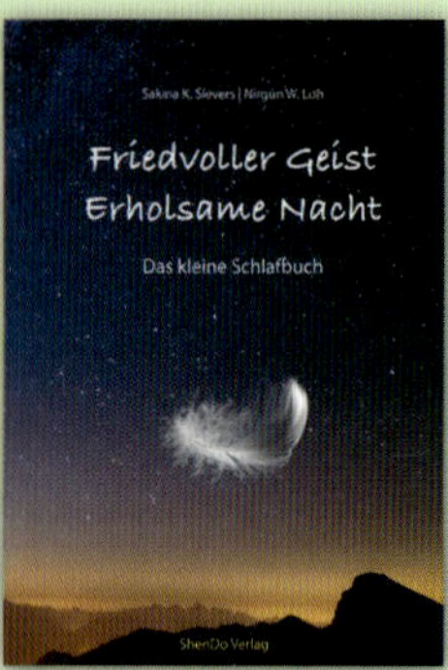

Sakina K. Sievers | Nirgun W. Loh

Friedvoller Geist – Erholsame Nacht
Das kleine Schlafbuch

52 Seiten, broschiert, 14,8 x 21 cm
vierfarbig, 28 Fotos und Abbildungen

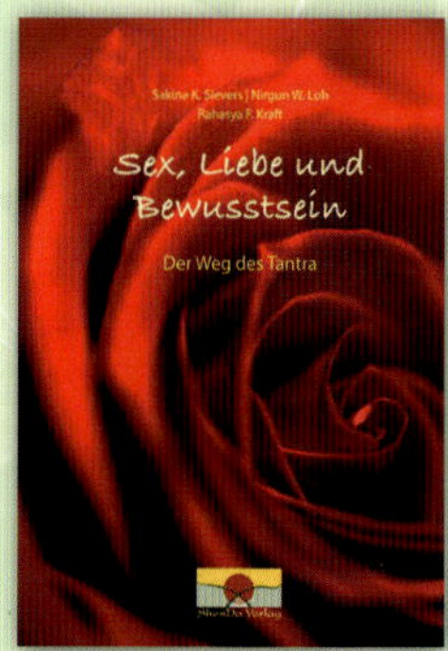

Sakina K. Sievers | Nirgun W. Loh
Rahasya F. Kraft

Sex, Liebe und Bewusstsein
Der Weg des Tantra

60 Seiten, broschiert, 14,8 x 21 cm
vierfarbig, 21 Fotos, 1 Illustration

ShenDo Verlag